MÉTHODE

DE TRAITER

LES PLAIES

D'ARME-A-FEU.

p. xij. a. 116.

p. xij. a. 116.

METHODE

DE TRAITER

LES PLAIES D'ARME-A-FEU.

PAR M. J. RANBY, Premier Chirurgien du Roy d'Angleterre, de la Société Royale de Londres.

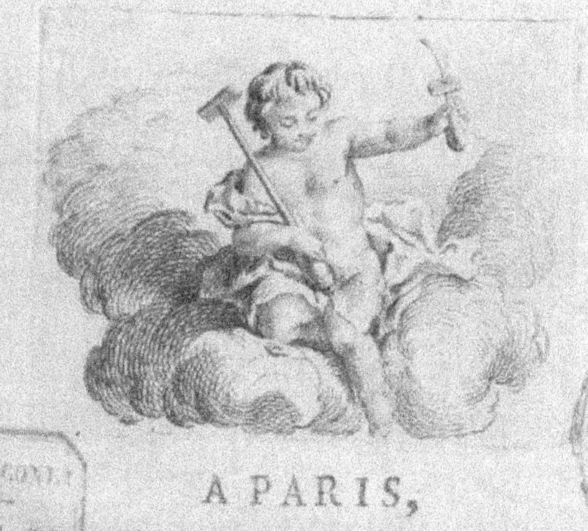

A PARIS,

Chez DURAND, rue S. Jacques, à S. Landry & au Griffon.

<hr>

M. DCC. XLV.

Avec Approbation & Privilege du Roy.

PRÉFACE.

IL est à propos d'informer le lecteur, que ce qu'il y a de plus essentiel dans la Dissertation suivante, a été écrit au milieu d'un camp, & communiqué par lettres à quelques amis particuliers avant mon retour en Angleterre. Je ne pensois point alors à la rendre publique. Mais quelques perſonnes d'un mérite diſtingué, tant Médecins que Chirurgiens , (& particulierement une qui depuis quelque temps a quitté une pratique brillante) m'ayant ſouvent fait entendre, que ce petit Ouvrage pourroit être utile aux jeunes Praticiens , je n'ai pû reſiſter à leurs ſollicitations , auſquelles je dois la plus grande défé-

rence. J'ai donc ramaſſé
toutes mes obſervations;
& les ayant rangées par
matieres, je leur donnai
bien-tôt, la forme ſous
laquelle je les préſente au
Public. Je n'ai point cité
les Auteurs qui ont écrit
ſur le même ſujet que moi.
Qu'on ne me ſoupçonne
cependant pas de croire
que je prétende me ſuffi-
re à moi-même, ou qu'on
ne trouve rien dans ces

Auteurs qui mérite d'être cité. Le feul motif qui m'a déterminé à prendre ce parti , eft la crainte de m'étendre au - delà des bornes que je m'étois prefcrites. D'ailleurs, de pareilles citations étoient inutiles dans un ouvrage de cette nature , dans lequel mon deffein eft de recommander l'ufage des amples faignées faites dès le commencement des

plaies d'arme-à-feu ; l'application d'un appareil
mou & leger ; & d'intro-
duire sur-tout l'usage du
Quinquina.

Telles sont les raisons
qui m'ont déterminé à pa-
roître au grand jour de
l'impression ; raisons aus-
quelles j'en ajoûterai une
autre qui n'est pas moins
importante : sçavoir d'ex-
citer par mon exemple
d'autres plus habiles que

moi, à nous faire part
de leurs fentimens fur ce
point, & des fuccès de
leur pratique. Comme il
y a plufieurs Chirurgiens
parmi nous, qui ont fait
différentes campagnes, &
qui fans doute ont, dans
ces occafions, tenu des
journaux exacts de leurs
obfervations Chirurgica-
les, il feroit jufte, ce me
femble, qu'ils communi-
quaffent au Public, des re-

marques qui pourroient lui être utiles.

J'ai parlé en plusieurs endroits de cet Essai, de certains instrumens de Chirurgie : c'est pourquoi j'ai cru devoir donner ici une liste de ceux qui sont néceffaires à tout Chirurgien qui se destine au service d'une armée.

Une Scie à écrouë avec deux feuilles.
Un Couteau courbe, & un petit Couteau droit.
Des Pincettes pour saisir les arteres.

Deux Cauteres actuels.

Quatre Cizeaux larges, & de différentes formes.

Un Trépan avec deux couronnes & une clef.

Un Trepan perforatif.

Un Couteau lenticulaire, & une Rugine ou Ratissoire.

Une boëte d'Aiguilles courbes.

Une grande & une petite Sonde.

Des Cizeaux courbes.

Deux Sondes de baleine.   } de 13 à 14
Une Sonde d'acier.   } pouces de long.

Un Speculum oris.

Une Feuille de myrthe.

Un Trois-quarts.

Une Brosse pour nettoyer la couronne du Trépan.

Un Tire-balle de douze pouces de long, avec quatre dents aiguës.

Un autre petit Tire-balle sans dents.
Un Elevatoire.

un

Un Tourniquet à vis.
Un Etui d'Inſtrumens de poche.
Un Etui de Lancettes.

Les Hôpitaux ſont non-ſeulement fournis de tous ces inſtrumens ; mais l'attention qu'on y a pour les malades , eſt telle qu'on y en trouve encore pluſieurs autres très-curieux , comme de fortes Tenailles tranchantes , &c.

Quoique je ne ſois nullement enclin à blâmer la méthode que ſuivent cer-

tains Chirurgiens en trai-
tant les maladies chirurgi-
cales, je ne sçaurois ce-
pendant m'empêcher de
faire quelque remarque
sur le nombre prodigieux
d'instrumens qu'on ajoûte
à ceux dont j'ai fait mention dans la précédente
liste, & d'avouer que je
ne vois pas la nécessité
d'armer les jeunes Chirurgiens de tant d'instrumens,
& sur-tout de cette longue

suite de sondes & de pincettes dont l'usage est si dangereux; ce qui me console pourtant, c'est l'espérance que j'ai qu'ils ne les employeront jamais, ou que très-rarement.

Je ne dois point terminer cette Préface sans donner des marques publiques de ma reconnoissance envers quelques amis particuliers, non moins estimables par la douceur de

leur caractere, que par
leurs talens pour la Mé-
decine, ausquels j'ai l'o-
bligation d'avoir examiné
les feuilles de cet ouvrage,
à mesure qu'elles sortoient
de dessous la presse.

Fautes à corriger.

Page 2. *ligne* 6. Auteurs, *lisez* Ouvrages.
Page 92. *ligne derniere*, a, *lis.* la.

METHODE

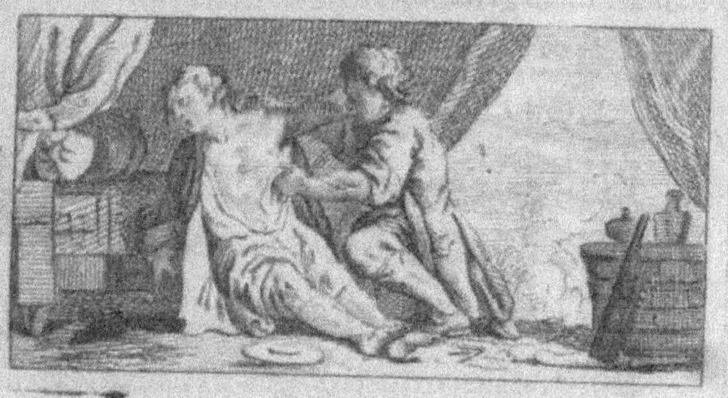

MÉTHODE

DE TRAITER

LES PLAIES D'ARME-A-FEU.

L E devoir de ma char-
ge m'ayant obligé de
suivre le Roi en Alle-
magne pendant cette derniere
guerre, cette Campagne me
rappelle naturellement à l'es-

A

prit la Méthode que j'ai fuivie dans le traitement des
Plaies d'arme-à-feu , & m'a
déterminé à lire les ouvrages
qui ont été faits fur cette matiere. L'étude de ces Auteurs ,
jointe à ce que j'avois d'expérience fur ces fortes de Plaies ,
me mit en état , je penfe ,
de pouvoir fuivre une Armée ,
où les occafions de connoître
les Plaies d'arme-à-feu ne me
manquerent pas. Les lauriers
que gagnerent nos Troupes
pendant cette Campagne, leur
coûterent beaucoup de fatigue
& de fang ; & le nombre des

bleſſés fut ſi grand, que ſi j'a-
vois eu autant de mains que les
Poëtes en donnent à *Gyas*, elles auroient été toutes em-
ployées à leur ſervice.

L'Ouvrage que je préſente
au Public n'eſt point écrit par
aucun motif de vaine gloire,
ni dans le deſſein d'établir ma
réputation ſur un auſſi foible
fondement. Je n'ai d'autre but
que celui que doit avoir tout
homme qui a de la probité &
de l'humanité, qui eſt de ſatis-
faire à mon devoir, & de contribuer, autant qu'il eſt en moi,
au ſoulagement & à la ſûreté

de mes compatriotes ; & sur-
tout de ces braves Guerriers ,
qui , animés d'un noble coura-
ge , & soutenus de leur valeur
naturelle , se trouvent actuellement employés à vanger
l'honneur de leur Nation , & à
défendre la liberté de l'Europe;
& qui dans ce dangereux mé-
tier , courent risque de se voir
tôt au tard exposés aux accidens ausquels je me propose
de remédier par ce petit Essai.

J'éviterai à dessein de m'en-
gager dans aucune hypothése :
je n'entreprendrai pas non plus
de discuter les opinions de ceux

qui m'ont précédé, ni celles
de ceux qui font mes contem-
porains en Chirurgie ; me bor-
nant ici au fimple récit de ma
propre Pratique, dont je ren-
drai compte avec toute la can-
deur poffible ; deforte que les
jeunes Praticiens (& ce n'eft
que pour eux que je mets la
main à la plume), trouveront
dans cet Ouvrage une Méthode courte & facile de traiter les
Plaies d'arme-à-feu ; Méthode
qui paroît non-feulement fondée fur la raifon, mais qui fe
trouve de plus confirmée par
des expériences inconteftables,

& autorisée par une suite constante & non interrompue de
succès , dans tous les cas où la
maladie laissoit quelque rayon
d'espérance.

Il n'est point de Chirurgien,
pour peu qu'il soit versé dans
sa profession , qui n'ait une jus-
te idée de la nature des Plaies
d'arme-à-feu , & qui ne sçache
comment il convient de les traiter. Il y en a cependant qui, fau-
te d'une attention suffisante , ou
pour ne vouloir pas se départir
de la route qui leur a été frayée
par leurs devanciers , ne man-
quent que trop souvent de-

faire uſage de leurs propres lu-
mieres ; & qui s'en tiennent à
une méthode regardée comme
ſacrée & inviolable à cauſe de
ſon antiquité , quoiqu'elle ne
ſoit fondée ni ſur la théorie ni
ſur la pratique.

La premiere intention qu'on
doit avoir en panſant un coup
d'arme - à - feu , eſt de tirer la
balle , ſi cela eſt poſſible , ou
tout autre corps étranger qui
pourroit ſe trouver dans la plaie.
S'il arrive même que la plaie
ſoit accompagnée de quelque
hémorrhagie conſidérable par
la rupture d'une groſſe artere, il

faut nécessairement remédier le
plutôt qu'il est possible à la perte du sang, en faisant un point
de suture au vaisseau ouvert,
& avoir sur-tout attention que
la ligature ne puisse s'échapper.
Dans ces occasions on ne sçau-
roit compter sur la vertu des
topiques, quelque grande que
soit leur stipticité.

Je serois d'avis que pour at-
teindre à la balle, ou à tout autre corps étranger introduit
dans la plaie, on n'eût recours
que le moins qu'on pourroit à
la sonde; ayant constamment
observé pendant tout le temps

que j'ai été employé auprès
des blessés, qu'une pareille con-
duite peut avoir des suites très-
dangereuses pour les malades.
Pour moi, je préfere toujours
de sonder avec le doigt, que je
regarde comme la sonde la meil-
leure & la plus naturelle.

Si la balle ou les autres corps
étrangers se trouvent nichés
proche des levres de la plaie,
il faut sur le champ les en faire
sortir. Si on les sent avec le
doigt sous la peau, quoique lo-
gés à quelque distance de l'o-
rifice de la plaie, il faut faire
une incision aux tégumens pour

les tirer en-dehors. Mais lorfque la balle s'eft trouvé fituée
profondément , & hors de la
portée du doigt, je n'ai jamais
pû me réfoudre à introduire
dans la plaie ces longs tire-bal-
les , que l'on pouffe au hazard,
& prefque fans aucun efpoir de
fuccès.

J'ai vû plufieurs fois que des
balles ont refté fans inconve-
nient dans le corps , & que plufieurs années après , elles fe
font fait d'elles-mêmes un paffage vers la furface , d'où on
les a tirées fort aifément. J'ai
vû depuis peu plufieurs perfon-

nes, dans les plaies desquelles on
a laiſſé des balles ; & trois de
ces perſonnes ont été guéries
par des Chirurgiens de l'Armée. L'une étoit un Etranger
de grande naiſſance, & l'autre
un Officier général très-diſtin-
gué dans nos Troupes. Le premier reçut un coup de fuſil dans
la poitrine, & le ſecond un
coup de piſtolet à la partie ſu-
périeure de la cuiſſe. Les tentatives reïtérées que l'on fit pour
trouver les balles, leur cauſe-
rent à tous les deux beaucoup
de douleur, & attirerent au
premier un grand nombre d'ac-

cidens rebelles ; mais ayant en-
fin abandonné ce projet , après
avoir fait inutilement une incision de trois pouces , pour suivre la route de la balle , qui s'é-
toit logée sous le muscle pec-
toral , on commença à travailler à la guérison de la plaie qui
se cicatrisa bien-tôt heureuse-
ment. Les Chirurgiens assem-
blés pour consulter sur cette
maladie , proposerent divers
moyens de la traiter. Il y en a
qui prétendirent la guérir sûrement par les injections : d'autres proposerent de comprimer
la partie par le secours d'une

machine propre à cet effet :
mais le réfultat de la Confulta-
tion fut, qu'on préféreroit le bif-
touri à tous les autres moyens.
La plaie fut guérie après deux
faignées du bras ; & la balle
refta dans les chairs , fans caufer le moindre fentiment de
douleur , & fans troubler en
rien les fonctions de l'œcono-
mie animale. La même chofe
arriva au fecond , dont la plaie
fut auffi heureufement condui-
te à une parfaite cicatrice ; non
à la vérité fans le fecours des
faignées , & fans l'ufage du
Quinquina.

Il en arriva autant à un Capitaine de Dragons, Officier d'un mérite distingué ; lequel reçut un coup de fusil à la partie supérieure de la poitrine , & en qui la balle se logea sous l'omoplate. Les recherches inutiles que l'on fit pour trouver cette balle , attirerent la fiévre au malade ; mais dès qu'on eut abandonné la sonde , & remédié aux accidens de la fiévre , la plaie se guérit , & il n'a plus été question de la balle.

Dans les cas d'une blessure faite par un coup de fusil ou de pistolet , & où par conséquent

la plaie se trouve fort petite,
il faut nécessairement la dilater au plutôt. Je crois cependant qu'il faut user avec ménagement du bistouri & des pin
cettes, dans les plaies qui se
trouvent proche des articulations, ou dans des parties qui
sont membraneuses ou tendi-
neuses ; & qu'il ne faut dilater
ces plaies qu'autant qu'il est nécessaire pour procurer une libre
issue à la matiere qui s'y trouve renfermée. Les plaies si-
tuées sur les articulations, sont
toujours dangereuses, soit qu'elles soient faites par des balles,

ou par quelque inftrument tran-
chant ; & il n'eft pas douteux
que les parties membraneufes
ou tendineufes ne fouffrent,
lorfqu'elles fe trouvent expofées aux injures de l'air.

Je pourrois produire plu-
fieurs exemples de balles qui fe
font fait jour à travers la fubf-
tance des mufcles , & dont les
plaies ont été guéries fans prefque aucun accident. J'ai vû des
plaies à la tête , faites par des
coups de fabre , (dans lefquel-
les les deux tables du crâne a-
voient été percées , & dont
une portion d'os s'étoit perdue)
&

& qu'on avoit laissé saigner
pendant plusieurs heures ; dans
lesquelles il n'est survenu aucun mouvement de fiévre , ou
du moins rarement. Ce que j'at-
tribue à la grande quantité de
sang qui étoit sortie par la plaie
incontinent après le coup.

Un Colonel de Dragons re-
çut à la partie antérieure de la
tête un coup de sabre , qui lui
coupa les tégumens , au commencement du cuir chevelu ,
& lui fit une plaie de quatre
pouces de long. Les deux tables de l'os occipital se trouverent divisées, & il s'en détacha

B

preſqu'entiérement une piece d'environ un pouce de large ſur environ deux pouces de long. Il eut deux ou trois autres bleſſures à la tête ; un coup d'arme-à-feu à la partie latérale du ventre , dont la balle pouſſée obliquement vers la partie inférieure perça les muſcles de l'*abdomen* , & entraîna avec elle un morceau de ſon ceinturon. Outre ces bleſſures , il en reçut encore quelques autres en d'autres parties du corps.

Ce jeune Officier , qui donnoit de ſi bonne heure des preuves certaines d'une valeur

peu commune , refta jufqu'au
lendemain fans être fecouru.
En confidérant la qualité de
ces bleffures , reçues pour la
plûpart dans la chaleur du com-
bat , il n'eft pas douteux qu'il
ne fe foit perdu une grande
quantité de fang. Cependant il
ne furvint pendant tout le traitement, ni fiévre, ni aucun accident propre à retarder la guérifon ; pendant le cours de laquelle , la fupuration entraîna
de temps en temps des parcelles
d'os , de la plaie que cet Officier avoit à la tête.

Un Lieutenant de Cavale-

rie reçut un coup à la tête ,
dans l'inftant que fon cheval ,
qui avoit été bleffé , s'abbatit.
Le coup lui emporta entiérement la peau, une partie du muf-
cle crotaphyte , & une portion de la grandeur d'un écu de
la table externe du crâne. Il
eut encore deux autres bleffures à la partie poftérieure de la
tête , qui mirent l'os à décou-
vert, & qu'il reçut dans le temps
qu'il étoit étendu fur le champ
de bataille où il refta pendant
quelques heures. Il guérit néanmoins fans qu'il lui furvînt
aucun accident , & en auffi peu

de temps que pouvoit le per-
mettre la nature de ſes plaies.
La grande hémorrhagie qui arrive incontinent après la bleſſure, previent ſans doute les accidens qui, ſans cela, ne man-
queroient pas de ſurvenir, &
diſpoſe à une heureuſe guéri-
ſon. *

Lorſque la balle a percé de
part en part, il faut dilater les
deux orifices (ſi cela ſe peut
ſans inconvénient), & avoir

* Quoique les deux cas précédens
n'appartiennent pas directement au ſujet
dont il eſt ici queſtion, je les ai cependant
choiſis entre pluſieurs autres, afin de faire
voir combien l'hémorrhagie qui ſurvient
dans ces ſortes d'accidens, eſt avantageuſe.

attention d'empêcher que les ouvertures ne se ferment , surtout celle qui est la plus inférieure. Il ne faut point avoir recours aux tentes, pour peu qu'il y ait jour à pouvoir s'en passer; & en général, je voudrois qu'on pansât mollement , & qu'on n'appliquât qu'un bandage simplement contentif. Je préfere la fine flanelle, lorsqu'il est possible d'en avoir.

Quand le blessé n'a pas perdu une grande quantité de sang, il est à propos d'ouvrir la veine avant toute chose , & de faire d'amples saignées , qu'il

faut reïtérer selon les circonftances, le fecond & même le
troifiéme jour. Ces faignées
faites à temps, préviendront
l'inflammation & la douleur,
avanceront la fuppuration, &
contribueront à écarter cette
longue fuite de fymptomes
compliqués, qui ont coutume
de retarder la guérifon, qui fa-
tiguent beaucoup le malade, &
mettent la vie en danger. L'obfervation fuivante fera voir, je
penfe, la néceffité des amples
faignées faites le plutôt qu'il eft
Poffible.

Un jeune Officier qui étoit

Cornette dans un Régiment de
Dragons , reçut un coup de
balle au-deſſous du genou , à
ļa partie interne de la jambe.
La balle déchira une grande
portion des tégumens , & laiſ-
ſa les membranes à nud dans
l'étendue de quatre pouces. Je
ne vis le malade que deux jours
après ſa bleſſure ; il avoit une
violente fiévre , une ſoif arden-
te , le pouls plein , beaucoup
d'inflammation , de douleur , &
de gonflement au-tour de l'articulation. Je le fis ſaigner ſur
le champ, lui ordonnai une diéte rafraîchiſſante , lui fis des
fomentations.

fomentations fur la partie malade, que je panfai enfuite avec
le digeſtif chaud, par-deſſus lequel j'appliquai le cataplaſme
avec la mie de pain & le lait ;
je lui fis donner auſſi des lavemens émolliens, & des potions
narcotiques. Le jour ſuivant, la
douleur ſe trouva plutôt aug-
mentée que diminuée ; c'eſt
pourquoi je le fis ſaigner de
nouveau, & reſaigner une troiſiéme fois. Six jours après ſa
bleſſure, il lui ſurvint une érup-
tion milliaire, accompagnée de
fréquens ſaignemens du nez,
& d'un cours de ventre. Ces

accidens durerent environ dix
jours. Pendant ce temps là il se
forma du pus en plusieurs endroits du genou , d'où il sortit
en très-grande quantité par les
issues qu'on lui procura. La fiévre s'étant appaisée , je lui fis
prendre le Quinquina ; mais
comme il ne pouvoit le garder,
quoiqu'on le lui donnât mêlé
avec des narcotiques , on ju-
gea à propos d'en cesser l'usage. Dans une Consultation qui
se fit à ce sujet , il fut décidé
que la seule ressource qui restoit
pour sauver la vie au malade ,
étoit de lui couper la jambe ;

ce qui fut exécuté nonobftant
la foibleffe extrême où il fe
trouvoit, mais inutilement.

En examinant le genou, on
y découvrit plufieurs cellules
qui étoient pleines de pus, &
qui communiquoient avec l'articulation. La matiere avoit même attaqué en plufieurs endroits
les cartilages qui couvrent les
extrémités des deux os.

Il eft bon de prefcrire pendant les douze premiers jours
un régime de vivre rafraîchif-
fant ; indication qu'il ne faut
perdre de vûe, ni dans l'admi-
niftration des remedes qui pour-

roient être néceſſaires , ni dans
celle des alimens requis pour
les beſoins de la nature. Et comme dans des cas de cette eſpece
il eſt à propos de tenir le ventre libre , & d'employer pour
cet effet les moyens les plus
convenables ; il faut procurer
tous les jours une ſelle au malade , ſoit par le ſecours des
lavemens émolliens , ou par
quelque doux minoratif.

J'ai obſervé que les topiques
chauds ou ſpiritueux , de quelque eſpece qu'ils fuſſent , atti-
roient de fâcheux accidens dans
ces occaſions , & qu'il n'y a

point de partie bleſſée qui puiſſe en ſupporter l'action. Le premier panſement doit être fait
avec de la charpie ſéche, ou de
la charpie imbibée d'un peu
d'huile d'olive , & ſoutenue
d'un bandage léger. Il faut au
ſecond employer le digeſtif
chaud , & appliquer par-deſſus
le cataplaſme fait avec le lait &
la mie de pain , auquel on ajou-
tera une ſuffiſante quantité
d'huile d'olive pour empêcher
qu'il ne ſe deſſéche ; & dans
les cas où la plaie eſt étendue &
accompagnée de beaucoup de
tenſion , il faut ſe ſervir de fo-

mentations , ce qu'il est à propos de continuer jusqu'à ce que
l'ulcere soit détergé ; après
quoi, on en procure la cicatrice selon les regles de l'Art.
Par le moyen de cette Méthode, on occasionnera en général une transpiration douce &
constante ; on calmera la douleur ; on facilitera beaucoup la
suppuration , & on se mettra
à couvert du danger de l'inflammation.

Ce qui me détermine à hu-
mecter la charpie avec de l'huile , c'est l'adoucissement qu'on
peut procurer par là aux plaies

qui font accompagnées de con-
tufion , & que ne procure pas
de même la charpie féche , qui
au lieu de laiffer un paffage libre au fang, & de prévenir par-
là l'inflammation en déchar-
geant la partie , ne fert fouvent
qu'à obftruer les ouvertures
des vaiffeaux capillaires , & à
empêcher la nature de fe débar-
raffer de ce fardeau , dont elle
affecte fi fort de fe délivrer.

S'il furvient une inflammation à quelque partie bleffée ,
dans laquelle il y ait encore
une balle ou quelque autre
corps étranger , quon auroit

C iiij

pû tirer fans inconvénient , fi
on s'y étoit pris plutôt ; il faut
abandonner le projet d'en faire
l'extraction , jufqu'à ce que le
gonflement foit en quelque façon diffipé , & qu'il ne refte
prefque plus de difpofition in-
flammatoire aux parties foli-
des. Le feul cas où il eft permis
de faire une pareille tentative ,
eft lorfque la balle ou les autres
corps étrangers, font fitués fort
proche de l'ouverture exté-
rieure de la plaie , & qu'on eft
fûr d'en pouvoir faire l'extraction fans caufer aucun accident
au malade.

Si la plaie est de nature à ne laisser aucun espoir de guérison, & qu'il soit nécessaire d'en venir à l'amputation du membre (ce qui arrive souvent lorsque la blessure se trouve dans quelque grande articulation) , il seroit fort avantageux de la faire promptement , même sur le champ de bataille; de crainte qu'en la différant , l'inflammation qu'on a tout lieu de craindre , ne s'oppose à cette opération, qu'on ne doit gueres tenter pendant la durée de ce fâcheux symptome. Si on laisse passer le temps favorable pour

amputer un membre, on court
rifque de voir les forces du malade s'épuifer , & fon fang ainfi
que les autres liqueurs , s'alté-
rer à un tel point , que le fuccès de l'opération qu'on fera
dans la fuite , fera pour le moins
incertain , fuppofé qu'il ne foit
pas entiérement infructueux.
Dans les plaies mêmes où il n'y
a pas d'amputation à faire , il
convient de ne pas en différer
le panfement , de crainte qu'en
laiffant les parties expofées à
l'impreffion de l'air , il n'y fur-
vienne plufieurs accidens fâcheux.

Je ne sçaurois donc trop in-
sister sur la nécessité de porter
remede aux plaies le plutôt
qu'il est possible ; & pour rendre cela praticable, qu'il me
soit permis de proposer le projet suivant, qui me paroît d'u-
ne exécution facile. Quand on
range une Armée en bataille,
il seroit à propos que les Chirurgiens majors de trois ou quatre Régimens, qui seroient pos-
tés les uns à côté des autres,
fussent rassemblés avec leurs
aides - majors sous une même
tente, & placés à l'arriere gar-
de, selon l'ordre qu'ils rece-

vroient du Général, & qu'on
obfervât la même chofe à l'é-
gard des autres Régimens. On
leur porteroit les bleſſés, au
moyen de quoi, ils pourroient
s'aider mutuellement, & s'a-
quitter de leur devoir avec toute l'exactitude & la diligence
poſſible.

Que les perſonnes qui ont
tant ſoit peu d'humanité, refle-
chiſſent ſur les avantages qui
doivent naturellement s'enſui-
vre de cette Méthode de panſer les bleſſés ſur le champ, &
qu'on tâche de ſe former une
juſte idée du déplorable état où

se trouvent ceux qu'on est obligé de transporter d'un lieu à un
autre, avec de larges blessures, des arteres ouvertes, des
membres fracassés, quelque
ménagement qu'on ait pour
eux. Qu'on fasse attention que
ce transport précipité donne
lieu à des accidens très - fâcheux, dont auparavant il n'y
avoit pas la moindre apparence ; & je suis persuadé qu'on
ne balancera pas un instant à
préférer mon projet à la pratique reçue & meurtriere, que
je regarde comme l'objet le
plus touchant qu'on puisse pré-
senter aux hommes.

Les blessures faites dans le voisinage de quelque artere considérable, sont fort sujettes aux hémorrhagies à l'occasion du mouvement ; ou lorsque la circulation qui avoit été d'abord interrompue par la violence du coup , se rétablit dans la partie blessée. La même chose arrive presque toujours , lorsque l'escarre commence à tomber ; c'est pourquoi il ne faut jamais tenter de l'arracher , mais attendre patiemment qu'elle se sépare d'elle-même ; & n'être point effrayé s'il arrive que quelque artere vienne à s'ou-

vrir, ce qui est presqu'inévita-
ble, ainsi que l'expérience le
fait voir. Le malade avertit souvent de ce qui doit lui survenir,
en se plaignant d'une grande
pesanteur & d'une tension dans
la partie blessée ; symptomes
toujours accompagnés d'une
douleur pulsative plus ou moins
forte, & qui est un pronostic
certain de l'hémorrhagie. S'il
arrive qu'une plaie, en quelque
partie qu'elle se trouve, soit
accompagnée de ces symptomes, je prescris aussi-tôt la saignée & le Quinquina.

J'ai vû plusieurs exemples

de perſonnes qui ſont mortes
d'hémorrhagie à la ſuite d'une
artere ouverte avant que le Chirurgien eût pû s'en rendre maî-
tre , ſur-tout dans un cas où il
y avoit eu amputation ; & j'oſe
aſſurer que dans ce cas, la quantité de ſang perdue ne ſe mon-
toit pas à douze onces;ce qu'on
ne ſçauroit expliquer , qu'en
ſuppoſant qu'il s'étoit perdu une
grande quantité de ſang, avant
& pendant l'opération. C'eſt
pourquoi une nouvelle perte
ſubite de ſang, quoique petite,
peut , lorſqu'elle ſurvient après
de grandes hémorrhagies , in-
terrompre

terrompre la circulation , &
caufer une mort fubite. Cette
obfervation doit fervir d'aver-
tiffement aux Chirurgiens , &
les rendre extrémement atten-
tifs à ne rien négliger touchant
la ligature des vaiffeaux.

Les faignées réitérées dès le
commencement, ont plufieurs
avantages. Elles préviennent
communément , & diminuent
toujours la fiévre , & man-
quent rarement de remédier aux
abfcès. Il faut avoir foin de tenir le ventre libre ; & lorfque
les douleurs font trop violen-
tes , il faut auffi-tôt avoir re-

cours à l'*Opium* , reméde fou-
verain , & prefque divin.

La Méthode que je me fuis
propofé de fuivre en écrivant
ce petit Traité , m'engage à
parler ici du Quinquina, remede fi utile , qu'il eft au-deffus
de tout éloge.

Il y a long temps que je me fers
du Quinquina dans les grands
ulceres de toute efpece ; & j'ai
fouvent remarqué qu'en le donnant à grandes dofes , il cal-
moit les douleurs , dans les cas
même où l'*Opium* ne produifoit
aucun effet.

Je n'ignore pas qu'un très-

habile Chirurgien * recommen-
de l'ufage du Quinquina dans
les hémorrhagies qui accompa-
gnent les plaies en général. Je
fuis cependant perfuadé que la
méthode , felon laquelle je l'ai
prefcrit pendant la derniere
campagne, dans les plaies d'arme-à-feu , eft tout-à-fait nouvelle. Je m'en fuis fervi avec
un fuccès extraordinaire , dont
il eft à propos de donner ici
quelques exemples choifis.

Toutes les grandes plaies ,
celles fur-tout qui font faites

* Voyez les Tranfact. philofoph. n°.
426.

D ij

par un boulet de canon , font
toujours accompagnées d'une
grande dilacération des membranes , & d'une fenfibilité extraordinaire dans les parties.
Ces fortes de plaies font même
toujours accompagnées de vio-
lentes douleurs, & il en découle
une matiere fanieufe qui occa-
fionne fouvent des accidens fâcheux, lorfqu'on n'en arrête pas
l'écoulement. Dans cet état déplorable , le Quinquina donné
à la dofe d'un gros , & répété
de trois en trois heures , ou
même plus fouvent , fi l'efto-
mac peut le fupporter , remé-

die d'une maniere furprenante
aux defordres caufés par la violence d'un fi terrible coup. J'ai
remarqué auffi que l'Elixir de
vitriol * pris trois fois par jour
dans un verre d'eau, procu-
roit un foulagement confidérable; & qu'il aidoit admira-

* L'*Elixir de Vitriol*, vanté comme un
excellent ftomachique, & fort accrédité
en Angleterre, depuis que *Fuller* a dé-
claré que c'eft par le moyen de ce reméde
qu'il fut guéri d'une langueur & d'un déla-
brement d'eftomach, caufé par l'abus des
liqueurs fpiritueufes, n'eft autre chofe qu-
une teinture de plufieurs drogues aroma-
tiques dans l'efprit de vin, auquel on ajoûte l'acide du Vitriol. On en trouvera la
recette dans la Pharmacopée de Quincy,
& dans celle d'Edinbourg, dont la def-
cription en tout préférable à la premiere,
renferme des différences affez confidéra-
bles. On pourroit lui fubftituer l Elixir des
propriétés, avec acide.

blément bien les effets du Quinquina. Si le malade est consti-
pé , j'ajoute quatre ou cinq
grains de Rhubarbe à chaque
dose de Quinquina, jusqu'à ce
que le ventre devienne libre.
Si le Quinquina procure plus
de quatre ou cinq selles tout de
suite , j'ai soin de modérer cet
effet en mettant à chaque prise
deux ou trois gouttes de *Lauda-*
num, ou quelque peu de *Dias-*
cordium.

Quand la plaie fournit une
grande quantité de matiere sa-
nieuse ; que les chairs en sont
molles, pales & luisantes, (ac-

cidens qui font toujours la fuite de la déperdition de fubftan-
ce) le Quinquina calme infen-
fiblement la douleur qui fe fait
fentir dans ce cas , donne de la
confiftence au pus , en diminue
la quantité , & change entierement la nature de la plaie. J'ai
vu ce remede agir d'une maniere furprenante , dans les cas
même où le malade avoit la
langue aride , la peau brûlante,
le pouls petit & fréquent , &
la tête embaraffée. Il y a plus,
je n'ai en le prefcrivant aucun
égard à la fréquence du pouls,
lorfqu'il y a des fymptomes qui

en demandent nécessairement l'usage : & j'ai souvent remarqué que le Quinquina opéroit les effets les plus efficaces dans les plaies, où les arteres dardoient à chaque panſement, & expoſoient par conſéquent le malade à un danger évident.

Je ne prétends point cependant inſinuer que le Quinquina ſoit propre à arrêter l'hémorrhagie, qui eſt la ſuite de l'ouverture de quelque artere conſidérable. Mais quoiqu'on ne doive pas en attendre cet effet, il n'y a pourtant rien dans toute la matiere médicale, qui ſoit

soit plus propre à corriger la mauvaise disposition du sang, lorsque par sa trop grand fluidité, il se fait jour à-travers les extrémités desarteres.

On voit évidemment par-là quel est le fondement de ce que j'ai à dire dans la suite. Dans ces occasions je conseille toujours le Quinquina mêlé avec les narcotiques, dont je prescris une dose plus ou moins forte, selon la griéveté des symptomes.

Pour donner des exemples de la Méthode dont je viens de parler, je commencerai par

le récit d'une obfervation fort
finguliere , dont un jeune Prince non moins recommandable
par fa valeur que par fa naif-
fance , a été le fujet. Cette il-
luftre perfonne reçut un coup
de balle chaffée d'un canon,
laquelle lui perça le gras de la
jambe. Elle entra extérieure-
ment tout auprès du péroné, un
peu au-deffus de l'endroit où
les grands jumeaux commen-
cent à devenir tendineux. La
partie tendineufe de ces mufcles, & la membrane qui enve-
loppe tous ceux de la jambe ,
étoient déchirées , & fortoient

par les levres de la plaie , qui
étoit si prodigieusement gran_
de qu'on auroit pû , je pense;
y faire entrer un gros œuf de
poule. La balle passa tout auprès du *tibia* ; & l'ouverture
qu'elle fit en sortant , n'étoit
pas moins grande que la précédente. Les extrémités de
quelques portions musculeuses,
que la balle avoit entiérement
déchirées, paroissoient hors des
levres de cette ouverture ; &
la plaie saigna plus qu'il n'est
ordinaire à ces sortes de blessures , attendu qu'il n'y avoir
point d'artere considérable ou-

verte , & que j'avois eu la pré-
caution de tirer au malade environ vingt onces de sang, avant
que de le faire transporter hors
du champ de bataille. Je pansai
la plaie mollement , & ne ser-
rai le bandage qu'autant qu'il
étoit nécessaire pour contenir
l'appareil. La premiere nuit
ne se passa pas sans beaucoup
d'inquiétude. Le lendemain la
situation des affaires se trouva
telle , que nous fûmes dans la
nécessité de le faire transporter
à une grande distance : en con-
séquence il fut mis dans un ca-
rosse où il souffrit beaucoup ,

(quelque attention qu'on eût
à éviter les cahots) & dans lequel il fit un trajet d'environ quinze milles d'Angleterre
pour arriver aux quartiers; qui
quoique suffisamment éloignés
pour n'avoir point d'allarmes à
craindre , n'étoient cependant
pas fort commodes , & ne con-
venoient aucunement à une
personne de cette naissance ,
que sa valeur avoit réduite dans
un état assez fâcheux.

Après quelques heures de re-
pos , je lui fis une seconde saignée , lui fis donner un lave-
ment émollient , & lui ordon-

nai en même temps de prendre de quatre en quatre heures
quelques grains de poudre de
pates d'écreviſſes compoſée, à
laquelle je fis ajoûter le Nitre.
Le lendemain ayant examiné
la plaie, je la trouvai beaucoup
mieux que je n'aurois oſé l'eſ-
perer ; ce qui venoit ſans doute
du calme de la nuit précédente.
Le ſoir, malgré ce mieux, je
le reſaignai pour la troiſiéme
fois, & réitérai le même lave-
ment que deſſus.

Je panſai la plaie avec le digeſtif chaud, & je couvris tout
le membre avec un cataplaſ-

me de mie de pain & de lait,
auquel j'ajoûtai autant d'huile
qu'il en falloit pour empêcher
qu'il ne se desséchât. La plaie
fournit abondamment une sa_
nie sanguinolente, qui est cons_
tamment un signe certain de
la formation du pus, & qui
dans les premiers jours d'une
blessure est toujours d'un bon
augure. L'enflure de la partie
n'ètoit pas considérable, & il
y avoit peu d'inflammation.
J'eus soin de tenir le ventre libre, & de continuer l'usage de
la poudre tempérante jusqu'au
cinquiéme jour. Le malade se

plaignit alors de quelque fentiment de chaleur ; mais comme
cette chaleur n'étoit pas de durée, & qu'elle devint même
fort fupportable dans la fuite ,
on n'y fit pas beaucoup d'attention. C'eft alors , fi je ne
me trompe, que le D. *Werlhoff*,
Médecin du Roi , vint le voir
pour la premiere fois. On con-
vint de continuer la diéte rafraîchiffante qui avoit été prefcri-
te , tant par rapport aux remedes , que par rapport aux alimens. La plaie commençoit déja à fournir régulierement un
pus louable , dont la quantité

n'excédoit pas celle qu'on a lieu d'attendre des blessures de cette espece. Il n'y avoit dans la plaie, ni abscès, ni collection de pus, ni corps étranger, qui pût en retarder la guérison. Cependant l'enflure & la suppuration furent le huitiéme jour un peu plus considérables qu'à l'ordinaire. Vers l'heure de midi, le malade nous dit qu'il avoit froid; & peu après il eut un grand frisson, qui dura quatre ou cinq heures. Le chaud succéda à ce frisson, & dura la plus grande partie de la nuit. Vers le matin il survint une moiteur , qui bientôt après se convertit en une sueur abondante. Nous nous rendimes auprès de lui de grand matin , & convinmes de lui faire prendre un gros de Quinquina de deux en deux heures. Mais comme ce remede le fit aller plusieurs fois à la selle en peu de temps, nous ajoûtames trois gouttes *de Laudanum* à chaque dose de Quinquina, jusqu'à ce qu'il n'agît plus comme purgatif.

Il est bon de remarquer que lorsque le malade commença à prendre le Quinquina , il y avoit trois heures qu'il étoit en

fueur. Quand la fueur, qui dura environ douze heures, fut
entierement paſſée, on lui don-
na deux ou trois fois par jour
quelques gouttes d'*Elixir de
Vitriol.* Depuis ce moment l'enflure & la fuppuration diminuerent, & nous n'eûmes plus aucune apparence d'accès.

Le douziéme jour il ſe détacha naturellement & ſans douleur, une eſcarre d'une ſeule piece, dont la longueur étoit à peu
près égale à celle du tendon
d'Achille. Nous jugeames à propos de continuer le Quinquina
pendant quelque temps. La

plaie se guérit , lentement à la
vérité, vrai semblablement par-
ce que le malade se tenoit toujours sur ses pieds , & qu'il étoit
rarement sans ses-bottes. Il ne
reste presque plus aujourd'hui
d'engourdissement dans la partie; & le peu qu'il y en a, est même moindre que celui qui est
la suite ordinaire des plaies faites à travers plusieurs muscles,
où les fibres qui devroient être
lâches & hors de contrainte, se
trouvent trop pressées & res-
serrées par le bandage qui est
absolument nécessaire pour la
guérison.

Je fuis entré dans un détail plus circonftancié peut-être qu'il n'étoit abfolument nécef-faire, en rapportant l'Obfer-vation précédente. Mais le Prince commis à mes foins, avoit donné le jour de l'action, des preuves d'une valeur fi hé-roïque, que fa bleffure attira l'attention de tout le monde, qui témoigna prendre l'intérêt le plus vif au rétabliffement de fa fanté. Le fuccès de mes foins eft fans doute, ce qui m'eft ar-rivé de plus heureux dans ma vie; & je fuis extrêmement flatté de la confiance dont on

m'a honoré. Animé par l'amour
de mon devoir , & plus encore
par l'attachement inviolable
que je sens pour l'illustre malade dont je parle , je n'ai rien
oublié pour répondre à la confiance qu'on m'a témoignée. Je
dois observer que le succès qui
a suivi le traitement de la plaie
dont je viens de rendre compte, doitêtre vrai semblablement
attribué aux amples saignées
qui furent faites au commencement de la maladie , & au
fréquent usage du Quinquina.

Un Officier Général de notre Armée , aussi distingué par

la douceur de son caractere,
que par ses talens pour l'Art mi-
litaire, reçut un coup de balle,
qui lui perça obliquement l'os du
talon. Je le vis environ le troisiéme jour après sa blessure, &
je trouvai que la plaie avoit déja été dilatée. Je remarquai un
grand désordre dans la partie
qui est membraneuse ; que les
membranes déchirées étoient
flottantes aux deux ouvertures
de la blessure, & que l'os étoit
fracassé : le pied, sur lequel il
étoit resté appuyé encore deux
heures entieres, après avoir reçu le coup, étoit fort enflé, quoi-

qu'il n'y eût pas beaucoup d'inflammation , ni de douleur. Je
tirai plusieurs petites esquilles
hors de la plaie, que je pansai
avec le digestif chaud , & je
couvris toute la partie avec un
cataplasme de mie de pain &
de lait. Je n'oubliai pas la saignée , & la diéte rafraîchissan-
te. Cette Méthode fut obser-
vée pendant deux ou trois
jours ; après quoi la suppuration devint abondante, l'inflammation & la douleur plus considérables , le pouls fréquent ,
& le malade ressentit un acca-
blement général.

Ces

Ces accidens me déterminerent à réitérer la saignée , &
à prescrire l'usage du Quinquina ; l'effet de ces remedes se
manifesta bien tôt par la dimi-
nution de la fiévre & de la
suppuration. Il sortoit fort peu
de pus par l'ouverture la plus
inférieure de la plaie , & la
suppuration se faisoit presqu'entiérement par l'ouverture supérieure. Ce que je désirois cependant le plus , étoit de voir
ces deux ouvertures n'en former qu'une seule. Mais comme
la balle en traversant la partie
avoit formé un arc osseux d'une

épaisseur affez confidérable, &
que d'ailleurs la partie bleffée
étoit fort membraneufe, j'aban-
donnai pour lors le projet de réu-
nir ces deux ouvertures, efpé-
rant toujours que la matiere fe
feroit bientôt jour d'elle-même à-travers l'orifice inférieur.
Dans ces circonftances, je me
contentai d'introduire dans la
plaie un findon, fait d'un morceau de fine toile d'hollande,
que je chargai de digeftif, &
que je renouvellois très-facile-
ment toutes les fois que je pan-
fois le malade. Je perfiftai dans
l'ufage de cette Méthode pen-

dant sept à huit jours , jusqu'à ce que le pus , dont la quantité n'étoit pas fort grande , fût déterminé à couler par l'ouverture inférieure. Pour lors je cessai d'introduire le sindon ; & dès ce moment la guérison ne fut plus retardée par le séjour de la matiere , qui néanmoins n'étoit pas auparavant bien considérable.

Le sindon entraînoit toujours avec lui un grand nombre de petites portions osseuses, & déterminoit en même temps le pus à couler par l'ouverture inférieure. Peu de temps après

je ceſſai d'appliquer le cataplaſme , & fis diſcontinuer le
Quinquina. Mais la douleur
ayant augmenté , je fus dans la
néceſſité de revenir à l'un & à
l'autre ; ce que je fis dès l'appareil ſuivant , & par conſéquent
dès le ſoir même ; car je n'ai jamais manqué de panſer deux
fois par jour ces ſortes de plaies,
particulierement lorſqu'il fai-
ſoit des chaleurs étouffantes.

Quelque temps après ayant
été obligé de décamper , je
ceſſai de voir mon malade pendant quatre ou cinq jours , au
bout deſquels il ſe rendit à l'ar-

mée par eau. La fatigue qu'il
essuya dans ce transport, attira
une legere inflammation à sa
plaie, augmenta la douleur, &
rendit la suppuration plus abondante. Je resolus alors en moi-
même, de réduire les deux ouvertures de la plaie à une seule,
aussi-tôt que les symptomes
dont je viens de parler seroient
disparus, & que le malade seroit un peu remis de sa fatigue.
C'est ce que j'éxecutai en effet,
& continuai toujours l'application du cataplasme ano-
din, & l'usage du Quinquina.
La plaie parut en bon train :

mais comme la saison étoit déja avancée, & qu'il n'étoit pas
possible au malade de suivre
l'Armée d'une maniere tant
soit peu commode, & sans
courir quelque risque pour sa
santé, je lui conseillai de retourner en Angleterre; ce qu'il
fit en effet peu de temps après,
quoiqu'il eût eu d'abord de la
peine à s'y déterminer. Il y
avoit déja long-temps que je
l'avois exhorté à prendre ce
parti, persuadé que la guérison de sa plaie seroit infailliblement lente. Il y a actuellement
plusieurs mois qu'il est en An-

gleterre ; & quoique fa plaie
ne foit pas encore entiérement
guérie, il y a cependant tout
lieu d'efperer qu'elle aura
une bonne iffuë. Il avoit toujours pris le Quinquina jufqu'à
fon arrivée dans Londres. Il
l'avoit même continué pendant
quelques mois depuis fon retour ; & il ne lui eft jamais arrivé d'en reprendre l'ufage lorfqu'il l'avoit difcontinué, fans en
recevoir un foulagement fenfible.

Pour prouver la grande efficacité du Quinquina, je rap-
porterai encore l'exemple d'un

major de Cavalerie à qui un boulet de canon emporta le pied ,
desorte que la partie resta suf-
penduë par la peau. Le premier
Chirurgien qui le pansa, coupa
cette portion des tégumens ,
& appliqua son appareil ; mais le
malade s'étant donné quelque
mouvement , & la circulation
s'étant rétablie dans le membre
blessé , il survint une nouvelle
hémorrhagie. Le Chirurgien
de son Régiment , qui en avoit
soin, proposa d'amputer le reste
de la jambe ; ce qui fut éxecuté tout de suite. Mais je ne
sçais comment il se fit , qu'une
grande

grande portion des mufcles fe trouva dépouillée des tegumens. Le moindre mouvement, le plus leger attouchement des corps mêmes les plus mous, caufoit au malade les douleurs les plus vives. La groffe artere, étoit, autant que je puis m'en reffouvenir, le feul vaiffeau dont on eût bien fait la ligature. Il y avoit autour du moignon, une bande qui étoit beaucoup plus ferrée qu'il ne convient. Telle étoit la méthode qu'on avoit fuivie dans cette occafion, en panfant cette plaie.

G

Ce brave Officier passa tout
le reste du jour, & toute la
nuit suivante, dans un chariot
qui étoit presque à décou-
vert, & où il fut misérable-
ment exposé aux injures de
la pluie, qui fut continuelle &
des plus fortes. Le lendemain
je le visitai après le dîner.
Il me dit qu'il sentoit une grande douleur dans le moignon,
& un battement insupporta-
ble. J'ôtai tout de suite l'appareil, & cette bande circu-
laire, qui ayant été trop serrée,
avoit fait tuméfier les muscles
qui étoient à nud, & occasion-

né une enflure considérable au-
dessus du genou.

Lorsque j'eus ôté cette bande, le sang ruisfela de tous côtés, & particulierement d'une
artere qui étoit fort groffe.
Quand je fus venu à bout de
faire la ligature des vaiffeaux,
ce qui ne se fit pas fans beaucoup de douleur de la part du
malade, & de peine de la mien-
ne, je panfai le moignon lege-
rement & mollement ; & par-
deffus le tout, je fis mettre une
calotte de flanelle (dont je ne
fçaurois trop recommander l'u-
fage) fans autre bandage, que

celui qui étoit précisément nécessaire pour contenir l'appareil. J'ordonnai au malade les
poudres absorbantes mêlées
avec le nitre , & lui prescrivis
quelques gouttes de *Laudanum*
à prendre selon l'occasion , à
mesure que le besoin de procurer du sommeil se présenteroit.

Nonobstant toutes ces at-
tentions, le malade passa la nuit
sans fermer les yeux , & il ne se
trouva point soulagé le jour &
la nuit suivante. Il avoit le
pouls fréquent & petit , la langue aride , & un peu de pen-
chant au délire : le moignon

menaçoit d'hémorrhagie.

Telle étoit la situation de ce blessé, lorsque je lui donnai le Quinquina, à chaque dose duquel j'ajoûtai quelques grains de Rhubarbe, à cause que le ventre étoit resserré. Je lui fis prendre aussi trois fois par jour vingt gouttes d'Elixir de Vitriol dans un verre d'eau. Il observa cette méthode avant son retour en Angleterre, & la continua quelques mois après. Il se porte actuellement assez bien ; cependant comme son moignon est fort court, encore tendre, & sujet à se gerser, il

Giij

lui eft rarement arrivé jufqu'ici
de pouvoir fe fervir de fa jambe de bois. Je crois pouvoir af-
furer qu'il a pris au moins cinq
livres de Quinquina. Les petites négligences dont j'ai parlé
en donnant le détail de cette
obfervation, peuvent avoir eu
pour caufe les allarmes prefque continuelles que donne-
rent les Huffarts, pendant qu'on
faifoit l'opération au malade.

Cela me donne lieu de dire
ce que j'ai fouvent remarqué
dans l'amputation des membres, & fur-tout dans celle de
la jambe ou de la cuiffe, lorf-

que la constitution du malade
étoit mauvaise, soit qu'elle le
fût avant l'opération, ou qu'elle
fût devenu telle pour avoir trop
différé l'amputation

Il est fort ordinaire de voir
qu'après avoir coupé un membre à une personne dont le sang
est scorbutique, la plaie pro-
met tout le succès imaginable
pendant les huit ou dix premiers jours, après lesquels il
arrive souvent qu'elle commence à fournir une sanie très-abon-
dante, qu'elle devient pâle,
luisante & molasse; & que le
malade périt bien-tôt si on ne

G iiij

vient à bout d'arrêter l'écoulement de cette fanie.

Dans des cas de cette espece , il eft rare que le Quinquina manque de procurer du foulagement , & qu'il n'opere un
changement fenfible en fort
peu de temps , quelques fois
dans l'efpace de douze heures :
c'eft un fait que je puis attefter
à l'égard d'un particulier qui
demeuroit à cinquante milles
de Londres , lequel fe caffa la
jambe en tombant de cheval.
Je lui en fis l'amputation le fecond jour de l'accident ; &
après avoir appliqué le pre-

mier appareil, je le commis
aux foins des Chirurgiens du
lieu, ne foupçonnant rien qui
pût s'opofer au fuccès de l'opération : mais la plaie changea
entierement de face ; car environ feize jours après, je reçus
une lettre des Chirurgiens qui
l'avoient panfé, par laquelle ils
me marquoient, qu'il y avoit
une petite artere fituée auprès
des tégumens, qui fourniffoit
beaucoup de fang toutes les
fois qu'ils ôtoient l'appareil.

Dans la réponfe que je leur
fis, je confeillai de faigner le
malade du bras, & de lui faire

prendre inceſſamment le Quinquina.   Mais   l'hémorrhagie
étant ceſſée , & le malade n'a-
yant aucune apparence de fiévre , on négligea de lui donner
ce remede. Le vingt-ſeptiéme
jour de l'opération , un Chirurgien diſtingué dans ſa pro-
feſſion , & moi, fumes mandés
pour aller à ſon ſecours. A notre arrivée , nous le trouvâmes
fort maigre , & nous remar-
quâmes que le moignon laiſſoit
échapper ſans interruption une
ſanie abondante ; & lorſque
nous eumes ôté l'appareil , le
ſang en ſortit de tous côtés ,

de la même maniere que l'eau
fort d'une éponge que l'on
preffe.

Nous lui donnâmes fur le
champ le Quinquina, qui fut
réiteré de deux en deux heures. Le lendemain matin, l'é-
coulement fe trouva confidé-
rablement diminué, & il ne
fortoit plus de fang d'aucun endroit du moignon. Lorfqu'il eft
arrivé au malade d'oublier par
hazard de prendre fon Quinquina, ou même d'en dimi-
nuer la dofe, la plaie donnoit
infailliblement des preuves de
cette négligence, par l'altéra-

tion qui lui survenoit. Il persis-
ta dans l'usage de ce remede,
réiteré de deux en deux, ou de
trois en trois heures, jusqu'à ce
qu'il vint à Londres, où nous
convinmes de mettre un plus
grand intervalle entre chaque
dose. Il se porte présentement
fort bien, & s'est toujours por-
té de même depuis la guérison
de la plaie. Mais avant que le
moignon ait été couvert d'une
cicatrice parfaite, il avoit pris
environ neuf livres de Quinquina.

Le lecteur verra dans l'observation suivante, combien l'u-

sage du Quinquina peut apporter d'obstacle à la guérison
d'une plaie , lorsque le malade
a de l'antipathie pour ce remede.

Un Capitaine de Cavalerie
s'étant trouvé si fort avancé ,
qu'il lui étoit impossible d'éviter de tomber entre les mains
de l'ennemi, se fit jour tout seul
à-travers plusieurs escadrons de
troupes Françoises. Dans sa re-
traite il reçut une balle de pistolet dans le dos , qui lui perça le bord inférieur de l'Omoplate , dont une petite portion
fut brisée , & qui sortit par le

côté oppofé précifément au-
deffous des fauffes côtes. J'ai
fouvent admiré comment la
balle avoit pû paffer fur les ver-
tebres du dos fans les endom-
mager ; c'eft pourtant ce qui
eft arrivé dans le cas dont il
s'agit ici.

Le malade fut faigné, & mis
à la diéte rafraîchiffante , & on
ne manqua pas de dilater la
plaie , autant qu'il convenoit.
Il fe trouva pour lors fi bien ,
qu'il fe promena plufieurs fois;
ce qui pourtant n'étoit pas tout
à-fait de mon avis. Une des
ouvertures de la plaie fe ferma

en peu de temps ; & l'autre fe
feroit fermée de même , fi on
eût crû pouvoir la laiffer cica-
trifer fans avoir rien à craindre
pour le malade ; mais quelques
petits accidens qui furvinrent,
nous déterminerent à la laiffer
ouverte. En effet , le douziéme
jour , le malade eut la fiévre ,
& cracha un peu de fang ; ce
qui m'obligea de lui faire une
ample faignée , & de le tenir
encore au regime de vivre ra-
fraîchiffant, auquel j'aurois vo-
lontiers ajoûté le Quinquina ;
mais il refufa abfolument de fe
prêter à mon avis.

Le jour suivant je ne le trouvai pas mieux ; desorte que je le resaignai : ce qui n'empêcha pas qu'il ne rejettât le soir même, une grande quantité de sang de l'estomach & des poumons : ce nouvel accident me détermina à lui faire une troisiéme saignée. Il s'obstina à fermer l'oreille à tout ce que je pouvois lui dire en faveur du Quinquina : à la fin pourtant, j'obtins de lui qu'il en prendroit un peu en extrait ; ce qui diminua aussi-tôt les accidens. Mais l'aversion qu'il avoit pour ce remede étoit si grande, qu'il qu'il cessa bien-tôt de le prendre, même sous cette forme.

Les vaisseaux sanguins s'ouvroient toujours d'eux-mêmes, & laissoient souvent échapper du sang ; ce qui m'obligea d'avoir si souvent recours à la saignée, que je me lassai d'écrire le journal de cette observation. Ces évacuations le mirent fort bas ; mais elles ne diminuerent rien de son antipathie pour le Quinquina. C'est par rapport à ces accidens que je résolus de tenir la plaie ouverte ; ce que je ne pus faire sans quelque difficulté.

H

Tel étoit l'état incertain du malade, lorfque je fus obligé de l'abandonner. L'hémorrhagie recommença fouvent, & chaque fois qu'elle recommençoit il falloit lui ouvrir la veine. Je le revis environ un mois après. Il étoit fi fort abatu, que je défefpérai de lui. Il partit tout de fuite pour retourner en Angleterre. A fon arrivée il fe mit entre les mains d'un Médecin & d'un Chirurgien, également diftingués dans leur profeffion, & qui fe trouverent l'un & l'autre fort embarraffés, pour rendre raifon des acci-

dens extraordinaires de sa maladie. Cependant comme ces
accidens revinrent plusieurs
fois, on fut obligé de le saigner fréquemment. A la fin on
le détermina à prendre du Quinquina mêlé avec les Narcotiques ; ce qui diminua l'hémorrhagie, mais ne la fit pas cesser
entiérement.

Son Médecin ayant observé,
que nonobstant la saignée du
bras, l'hémorrhagie étoit ordinairement plus considérable
après cette évacuation, & qu'il
étoit obligé de la réitérer, se
détermina à lui faire ouvrir la
H ij

veine du pied. Cette saignée réitérée & accompagnée de l'usage du Quinquina avec le Styptique Royal *, dissipa tout-à fait & en assez peu de temps, les accidens ci-dessus.

Je ne dois pas négliger à cette occasion de communiquer au lecteur, une remarque que le même Médecin a souvent eu occasion de faire dans le cours de sa grande pratique, au sujet des hémorrhagies, soit par le nez, soit par les poumons ; sçavoir que la saignée du pied a

*Voyez dans la Pharmacopée de Quincy, a description du Styptique Royal.

eu beaucoup de succès pour
arrêter ces pertes de sang, lorfque celle du bras n'avoit aucun
effet. Mais revenons à notre
fujet. Depuis ce temps-là le malade commença à aller de
mieux en mieux ; & quoiqu'il
ne foit pas encore entiérement
rétabli, il fe porte cependant
beaucoup mieux, que je n'a-
vois ofé l'efperer. Le Médecin
& le Chirurgien qui en avoient
foin, firent leurs efforts pour
entretenir la plaie ouverte,
ainfi que j'avois fait moi-même; mais voyant qu'ils ne pourroient en venir à bout fans

beaucoup de difficulté, ils en abandonnerent le projet, & laifferent la plaie fe guérir d'elle-même.

La caufe qui donnoit lieu à cette fuite d'accidens, a toujours été pour moi un myftere impénétrable. Si cette plaie n'avoit eu qu'une feule ouverture, il feroit évident que la balle étant reftée dans le corps, auroit pû donner lieu à ces accidens. Il eft vrai que les piftolets font ordinairement chargés de deux balles, & qu'il fe pourroit que dans le cas dont il s'agit, les deux balles fuffent

entrées par la même ouverture, & que l'une fut sortie, tan-
dis que l'autre seroit restée dans
la poitrine ; ce qui néanmoins
me paroît bien peu vraisem-
blable.

Quant à l'observation suivante, je laisse au lecteur le soin
de tirer les conséquences qu'il
lui plaira , par rapport à l'usage du Quinquina. Un Officier
Autrichien qui avoit reçu à la
main un coup de boulet de ca̅
non , fut par mégarde abandonné dans un bois auprès du
champ de bataille , où il resta
privé de tout secours , depuis

le Jeudi jour de l'action, juſqu'au Samedi ſuivant, qu'il fut
apporté à *Hanau*. Le lendemain matin on m'envoya chercher pour le voir, & pour aſ-
ſiſter à l'amputation de ſa main.
En l'examinant, je la trouvai
gangrénée, & la gangréne s'é-
tendoit preſque juſqu'au cou-
de. Tout le bras étoit enflé &
enflammé juſqu'à l'épaule.

Comme il n'étoit pas pru-
dent de tenter l'amputation
dans ces circonſtances, je pro-
poſai de faire prendre le Quinquina au malade; ce qui n'ayant
été contredit de perſonue, fut
éxecuté

éxecuté sur le champ. Le lendemain le malade nous parut
un peu mieux ; mais le mieux fut
plus sensible le troisiéme jour.
L'inflammation étoit moindre,
l'enflure étoit diminuée, & les
parties gangrénées commençoient à se séparer des chairs
qui étoient saines.

Cet effet du Quinquina cau-
sa une grande surprise aux Chirurgiens qui avoient soin de lui,
& pour qui l'usage de ce remede, en pareille occasion,
étoit tout-à-fait nouveau, &
sans exemple. A l'égard du
Médecin, il n'ignoroit pas

I

qu'on s'en fervoit dans les gan-
grénes.

Le bras fut fomenté , & en-
velopé d'un cataplafme de
gruau d'aveine cuit dans de
la vieille bierre, avec de la thé-
riaque ; au moyen de quoi
les fymptomes , qui jufqu'alors
avoient empêché de faire l'amputation au malade, fe trouverent fi fort diminués, que le Chirurgien n'héfita pas de lui couper le bras: mais cette opération
n'eut pas le fuccès qu'on en ef-
peroit; car trois ou quatre jours
après , il lui furvint des con-
vulfions qui lui rendirent la ma-

choire immobile, & le visage défiguré, & il mourut.

J'ai vû deux autres exemples, de personnes attaquées de pareilles convulsions, qui toutes les deux moururent ; & ce qui rend ces symptomes d'affections mélancoliques plus singuliers, c'est que, quoique les personnes qui en furent attaquées ne pussent prononcer une seule parole, elles avoient cependant tous leurs sens libres. J'ai lieu de croire que cet accident n'est pas rare dans les plaies d'arme-à-feu, qui sont accompagnées d'un grand dé-

labrement dans la partie bleffée, lorfque cette partie fe trouve garnie de plufieurs membranes.

Quoique j'aie la plus grande opinion de l'efficacité du
Quinquina dans les cas dont
je viens de parler, il eft cependant à propos de rapporter auffi une ou deux obfervations,
que j'ai eu occafion de faire,
& où ce remede n'a pas eu un
fuccès auffi favorable. L'obfervation précédente laiffera peut-
être quelque lieu de douter
qu'il ait procuré aucun bien au
malade qui en eft le fujet; &

celles dont je vais rendre compte, feront voir évidemment que l'ufage de ce remede n'a produit aucun bon effet. Dans de pareilles queftions, on ne peut affeoir fon jugement que fur les différens fuccès comparés entr'eux, & qu'en examinant avec la plus grande attention les bons & les mauvais effets d'un remede.

C'eft par ce moyen, que, femblables à d'habiles pilotes, nous pouvons fuivre une bonne route, & éviter la feconde fois, des écueils que nous aurions rencontrés la premiere. Si le

lecteur a conçu quelque idée
avantageuse du Quinquina sur
l'exposé des observations précédentes, elle n'a pû lui être
suggerée que par le simple récit des faits, & non par un récit captieux, écrit avec art,
à dessein de lui persuader ce
qu'on a intention de lui faire
croire. Je n'aspire aucunement
à la gloire d'écrire en beau sti-
le ; & je n'ai pas assez de loisir
pour répandre dans mes écrits,
les brillants ornemens d'une
éloquence réfléchie : mais je
reviens à mon sujet.

Le Général des Troupes

Hanovriennes , Officier d'un
mérite reconnu, âgé d'environ
foixante-dix ans , eut la chevil-
le du pied & les parties des en-
virons extrêmement maltrai-
tées par un boulet de canon ,
& fut commis aux foins de fon
Chirurgien. Je fus appellé le
troifiéme jour de l'accident.
Après avoir bien examiné la
plaie , je décidai qu'il falloit en
venir au plûtôt à l'amputation;
ce que j'éxecutai fur le champ,
à la priere du Chirurgien ordinaire. Il dormit affez bien la
nuit fuivante ; & le lendemain
matin, lorfque nous eûmes ôté

I iiij

l'appareil, la plaie nous parut en si bon état, que nonobstant son grand âge, & les circonstances de l'opération qui avoit été faite un peu tard, je commençai à en esperer un bon succès.

Le Médecin du Roi lui fit aussi des visites reglées : pour moi je me contentai de le voir à chaque troisiéme ou quatriéme pansement. Mais comme le seiziéme jour de la plaie il se trouva attaqué d'une diarrhée (qui n'est pas un obstacle à l'usage du Quinquina, pourvû qu'on ajoûte à chaque dose trois ou quatre gouttes de *Lau-*

danum) je fus prié de m'y trouver le matin, pour affifter au
panfement. Je dois avouer que
je fus extrêmement furpris, du
changement que j'apperçus à
la plaie. Elle étoit pâle, & les
chairs commençoient à fe fé-
parer de l'extrêmité de l'os ;
fymptome qui, dans les jeunes
fujets mêmes, ne préfage rien
de bon, & qui, je penfe, eft
d'un fort mauvais augure dans
ceux qui font avancés en âge.

Nous pansâmes cependant
la plaie avec des plumaceaux
chargés de digeftif, & auparavant trempés dans l'huile de

térebenthine chaude, & convinmes de lui laiſſer continuer
le Quinquina. Depuis lors il
alla de pis en pis, juſqu'au moment de ſa mort. Je laiſſe au
lecteur la liberté de faire les réfléxions que bon lui ſemblera
ſur le recit exact de cette ob-
ſervation. Mais je dois rendre
cette juſtice au Médecin qui
l'a ſuivi, que perſonne ne fait
plus de cas du Quinquina, que
lui.

Mon deſſein n'étant pas de
faire un ouvrage de longue ha-
leine, il eſt temps de finir cette
Diſſertation de pratique. Les

faits que j'y ai rapportés pour-
ront contribuer, je penfe, à
rendre la caiffe du Chirurgien
plus legere, & à bannir de l'e-
xercice de la Chirurgie, l'ufage
dangereux des fondes, des pincettes, des maillets & cizeaux,
& de divers autres inftrumens,
qui caufent non - feulement
beaucoup de douleur au malade, mais qui mettent même fa
vie en danger; & qui felon moi,
ne font jamais honneur à ceux
qui s'en fervent. La nature eft
contente de peu : c'eft là un
axiome qui doit nous déterminer à retrancher non-feulement

tout ce qui n'eſt pas néceſ-
ſaire aux beſoins réels de la
vie, mais qui doit auſſi s'étendre au traitement des plaies de
cette nature, auſquelles il ne
faut apporter que les remedes
qui ſont préciſément néceſſaires.

Pour mettre cette vérité
dans le plus grand jour qu'il
ſoit poſſible, nous ſuppoſerons
une balle nichée dans quelque
partie, hors de la portée du
doigt, & placée de façon qu'on
ne puiſſe indiquer extérieure-
ment par le tact l'endroit où elle ſe trouve. La moindre réflé-

xion suffit pour faire voir, qu'en commençant par introduire la sonde dans une plaie de cette nature, pour chercher la balle, & ensuite le long tire-balle, garni ou non de dents, quelque certitude qu'on ait de pouvoir en faire l'extraction, il n'est pas possible qu'on ne meurtrisse, qu'on n'irrite & enflamme considérablement les parties, & qu'on ne cause par conséquent autant & même plus de désordre que n'en a d'abord fait la balle en se frayant une si grande route. Mais que seroit-ce, si en saisissant la balle, on pinçoit en même temps un nerf, une artere, ou simplement quelque portion de la membrane commune d'un muscle, (ce qui, je pense, manque rarement d'arriver) ; & quelles fâcheuses conséquences ne s'en ensuivroit-il pas ? De pareilles tentatives ne seroient pas moins à craindre, dans les cas où la balle se trouveroit nichée dans la cavité du basventre, ou dans celle de la poitrine ; au lieu que le plomb peut, comme on sçait, rester long-temps dans différentes parties du corps, sans causer

aucun accident de conséquen-
ce, ou même sans inconvénient.

Quant au cizeau , je pense
qu'il n'est point d'occasion où
l'on doive s'en servir ; d'autant
plus qu'il n'est que trop ordinaire que l'os se fende jusqu'à
l'articulation voisine, ou s'écla-
te de telle sorte , qu'au lieu de
travailler à la guérison en sup-
primant la partie affectée , on
donne ordinairement lieu à des
accidens beaucoup plus fâcheux que la maladie à laquelle
on se propose de remédier. Un
bon bistouri est sans contredit
le seul instrument qui soit né-

cessaire pour couper un doigt; & supposé qu'on ait à faire l'amputation d'un des os du métacarpe, on en viendra facilement & sûrement à bout avec une scie faite d'un ressort de montre.

Le lecteur doit se rappeller, que toutes les fois que j'ai parlé d'appareil dans le détail des observations précédentes, j'ai toujours dit, que dès les premiers jours je l'appliquois mollement, & que je pansois avec de la charpie trempée dans l'huile, ou avec des plumaceaux couverts de digestif; &

que

que le bandage n'étoit pas ser-
ré. Je n'ai jamais remarqué
que l'application des topiques
chauds, desficatifs & spiri-
tueux, fût suivie du succès
qu'on en attendoit; j'ai souvent
vû au contraire que cet usage
avoit de grands inconvéniens.
L'espérance que j'ai de voir ces
réfléxions utiles aux jeunes
Chirurgiens, a été, je l'avouë,
le principal motif qui m'a déterminé à m'exposer aux yeux
du Public, sans me mettre en
peine de la façon dont mes
pensées étoient rendues.

A l'égard du Quinquina, les

exemples que j'ai rapportés
pour prouver la vertu que j'ai
par-tout attribuée à cette ex-
cellente drogue , en démon-
trent aſſez évidemment , je
penſe , la qualité ſpécifique ,
lors de l'apparition des ſymp-
tomes dont j'ai ſouvent parlé
dans le cours de cette Diſſertation. J'eſpere que dans la ſuite
cette puiſſante production du
Pérou , acquerra pour des cas
de la nature de ceux dont j'ai
fait mention , l'eſtime des perſonnes qui n'auront ni partiali-
té , ni prévention , & entre les
mains de qui cet Eſſai parvien-

dra. En un mot, je proteste ici publiquement que, conformément à ce que j'avois promis dans l'introduction de cet Ouvrage, je n'ai donné aucune observation chirurgicale, qui ne soit en tout exactement conforme à la vérité, autant que ma mémoire à pû me fournir.

FIN.

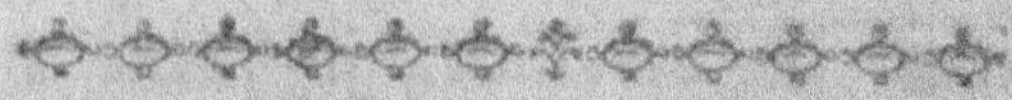

Approbation du Censeur Royal.

J'Ai lû par ordre de Monseigneur le Chancellier, un Manuscrit intitulé : *Méthode de traiter les Plaies d'Arme-à-feu*, par M. *RANBY*, *Premier Chirurgien du Roy d'Angleterre*; ouvrage traduit de l'Anglois, par M. *DEMOURS*, *Médecin de Paris*; & je crois que l'impression n'en peut être qu'utile. Fait à Paris le premier Avril 1745. BRUHIER.